CURANDO A
RESSACA
RAPIDINHO

Jane Scrivner

CURANDO A
RESSACA
RAPIDINHO

99 maneiras de sentir-se 100 vezes melhor

Tradução
HENRIQUE AMAT RÊGO MONTEIRO

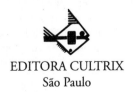

EDITORA CULTRIX
São Paulo

Título do original: *The Quick-Fix Hangover Detox.*

Copyright © 2001 Jane Scrivner.

Todos os direitos reservados. Nenhuma parte deste livro pode ser reproduzida ou usada de qualquer forma ou por qualquer meio, eletrônico ou mecânico, inclusive fotocópias, gravações ou sistema de armazenamento em banco de dados, sem permissão por escrito, exceto nos casos de trechos curtos citados em resenhas críticas ou artigos de revistas.

O primeiro número à esquerda indica a edição, ou reedição, desta obra. A primeira dezena à direita indica o ano em que esta edição, ou reedição, foi publicada.

Edição	Ano
1-2-3-4-5-6-7-8-9-10-11	03-04-05-06-07-08-09-10-11

Direitos de tradução para o Brasil
adquiridos com exclusividade pela
EDITORA PENSAMENTO-CULTRIX LTDA.
Rua Dr. Mário Vicente, 368 — 04270-000 — São Paulo, SP
Fone: 6166-9000 — Fax: 6166-9008
E-mail: pensamento@cultrix.com.br
http://www.pensamento-cultrix.com.br
que se reserva a propriedade literária desta tradução.

Impresso em nossas oficinas gráficas.

Para Penel e Joyce
2001, justamente quando vocês
menos esperavam.
Este livro é para nós, e poderíamos
tê-lo usado há tanto tempo!
É bom ter amigos.

Sumário

Qual é o seu Veneno? 9

Advertência de Saúde 13

1. Antes 15

2. Durante 45

3. Depois 63

4. Beber para Rebater a Ressaca 115

5. Se Você não Pode com Ela, Junte-se a Ela 123

Onde Encontrar Tudo 130

Índice Remissivo 131

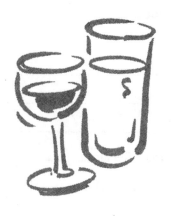

Qual é o seu Veneno?

A RESSACA é exatamente isso, a intoxicação resultante de uma noite ou dia anteriores em conseqüência dos efeitos remanescentes da bebida alcoólica sobre o seu corpo. Muito simplesmente, você intoxica o seu corpo e ele apresenta uma reação adversa — o que não é de surpreender. Para aquelas ocasiões em que gostamos demais do prazer que sentimos e exageramos um pouco, apresentamos aqui algumas dicas práticas sobre o que fazer no dia anterior, na manhã e no dia subseqüentes.

Todos sabemos que não é bom embriagar-se e que esse hábito prejudica o nosso corpo. Sabemos que o álcool vicia e é uma droga. Sabemos como nos sentimos mal no dia seguinte... mas, mesmo sabendo e por mais que saibamos, quando bebemos álcool, cedo ou tarde acabamos bebendo além da conta!

Ao beber, sabemos que deveríamos parar quando nos sentimos "alegres e relaxados", mas o sentimento de estar alegre e relaxado apenas nos prepara psicologicamente para outra dose — e para outra, mais outra e assim por diante. Depois de uma bebedeira, sentimo-nos abatidos e enjoados: o nosso cérebro parece grande demais para caber dentro da cabeça e o estômago dá a impressão de estar estufado. No entanto, apesar disso, continuamos a querer mais, e a lição mais importante que não aprendemos é que o álcool na verdade cozinha o cérebro, como se fizesse uma conserva dele.

O que podemos fazer para evitar a ressaca? Este livro contém inúmeras sugestões sobre complementos alimentares, medicamentos, exercícios físicos, tratamentos, além de promessas e repreensões a si mesmo. Nele encontram-se as providências, idéias e soluções mais atuais e eficazes para ajudar você tanto a superar essa fraqueza que o leva a cometer excessos quanto a reconciliar-se com o seu corpo pelos abusos cometidos. A prevenção é melhor que a cura, portanto serão consideradas diversas maneiras de impedir que os efeitos secundários sejam tão terríveis e que, antes de mais nada, se manifestem.

Assim, desintoxique a ressaca e nunca mais precisará dizer "nunca mais"...

Curando a Ressaca Rapidinho é composto, basicamente, de três partes principais. De preferência, você deve ler todas as três quando não estiver nem pensando em beber — a preparação e a prevenção são fundamentais.

♦ Antes

Aqui são apresentadas algumas medidas essenciais de prevenção e preparação, para ajudar você a se preparar contra os excessos, mais algumas informações essenciais que irão prepará-lo para enfrentar um programa noturno ou diurno em que deva consumir bebidas alcoólicas, além de algumas considerações para o caso de você não estar muito seguro sobre como poderá sentir-se depois ou o que terá realmente feito ao seu corpo quando chegar o dia seguinte.

Se você já estiver no dia seguinte, não se culpe pelo que aconteceu. Vá direto para o "**Depois**".

Se você ainda estiver no "**Antes**", então parabéns! Sorte sua e continue a leitura.

♦ **Durante**
Aqui se trata de como ludibriar o álcool, como não beber demais, como não beber de tudo e como tomar algumas providências para tornar o dia seguinte mais suportável.

Se você está prestes a sair de casa para uma "noitada", então procure ler este texto no caminho, antes de chegar lá — ainda dará tempo de salvar o dia.

♦ **e Depois**
Psiu! Muito silêncio agora... O "depois" começa na página 63. Vá com calma para essa parte e veja se consegue se concentrar em alguma das sugestões sobre o que fazer, comer ou beber — e nada de movimentos bruscos nesta fase. Mantenha o corpo aquecido, beba muita água e cuide-se bem.

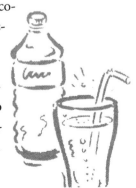

Advertência de Saúde

MUITAS PESQUISAS têm sido publicadas sobre o valor nutricional do álcool e sobre os seus possíveis benefícios em alguns casos, em quantidades controladas. Mas, quaisquer que tenham sido os resultados dessas pesquisas, ainda é um fato que o álcool em excesso é prejudicial à saúde, vicia e é destrutivo.

A única maneira de evitar a ressaca é não beber. O fato de ter um método de "desintoxicação da ressaca" de maneira nenhuma lhe deve dar a impressão de que você poderá beber em excesso sem se preocupar com os efeitos subseqüentes daí por diante. Ao contrário, o excesso de consumo de bebidas alcoólicas é nocivo para você, para o seu corpo e para a sua saúde a longo prazo. Se você pensa que talvez esteja com um problema de saúde, então não deixe de procurar imediatamente a ajuda de um profissional.

Se algum dos sinais de advertência relacionados na página seguinte se aplicarem ao seu caso, então consulte o seu clínico geral, para que ele o ajude a controlar o seu consumo de bebidas alcoólicas:

- Você acredita que a bebida está prejudicando a sua saúde.
- Você bebe regularmente mais do que as quantidades recomendadas pelos órgãos oficiais de proteção à saúde.
- Você acha que sempre precisa beber antes de fazer alguma coisa.
- Você bebe regularmente, sozinho e em excesso.
- Você bebe demais e perde a noção do que faz quando bebe.

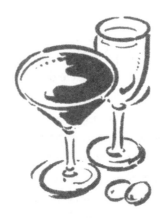

PRIMEIRA PARTE

Antes

A Prevenção é Melhor do que a Cura...

1 Refrescando a memória — alguns dados sobre a ressaca

A ressaca afeta as pessoas de várias maneiras, mas alguns dos mais comuns e conhecidos efeitos colaterais da ingestão excessiva de bebidas alcoólicas são a dor de cabeça, o enjôo, a desidratação e o cansaço.

♦ A **dor de cabeça** é causada principalmente pela desidratação — o seu cérebro fica parecendo uma uva passa.

♦ O **enjôo** geralmente se deve à acidez no estômago vazio e agitado (imagine a bílis verde inundando tudo!).

♦ A **desidratação** ocorre porque o álcool é diurético — ele na verdade estimula você a urinar e expelir os eletrólitos que são necessários ao crescimento e aos reparos celulares essenciais, e os seus rins têm de trabalhar dobrado para digerir o excesso de líquidos.

♦ E o **cansaço** se deve ao trabalho que o seu corpo tem de fazer para se recuperar — isso sem falar no fato de que você provavelmente não dormiu na noite anterior e que quando o fez o seu sono foi agitado e convulsivo.

Como você foi capaz de fazer uma coisa dessas com você mesmo?

2 Água — o elixir da vida

A desidratação é o motivo principal pelo qual as pessoas sentem-se tão mal depois de uma noite de abuso de bebidas alcoólicas. O álcool é um diurético — na verdade ele estimula a perda de líquidos do corpo. Portanto, antes, durante e depois da sua "sessão" você *deve* sem falta beber ao menos 1,5 litro de água por dia. (Você deve estar bebendo essa quantidade todo dia de qualquer maneira.) Isso irá ajudar o seu corpo de duas maneiras principalmente:

♦ **Em primeiro lugar**, a ingestão de água hidrata completamente o seu corpo, numa preparação para a enorme perda de líquidos causada pelo excesso de bebida alcoólica.

♦ **Em segundo lugar**, a água ajuda o seu corpo a eliminar o álcool e livrar-se das toxinas.

3 Coma os tira-gostos antes de ficar com sede

Não beba de estômago vazio. Nunca se esqueça de comer alguma coisa antes de beber.

Não se preocupe se o que houver para comer não for muito saudável — simplesmente pegue o que estiver à mão. Se tiver opção, procure os alimentos com maior capacidade de absorção e os que fazem mais volume, como pães, massas, batatas e salgadinhos, em vez de se fartar com amendoim, castanhas e frituras.

Se houver canapês disponíveis, prefira *sushi*, *bruschetta* ou cascas de batata, em vez de servir-se de azeitonas e amendoim, que são melhores para você mas não substanciais o bastante para ajudar a absorver o álcool que irá ingerir, ou para forrar o estômago.

Os petiscos servidos com os aperitivos geralmente são de passar em molhos ou então são frituras, que contêm muito sal e fazem você beber ainda mais, portanto tenha cuidado, mas o importante é sempre comer alguma coisa. Beber com o estômago cheio é muito mais saudável e provavelmente vai fazer você beber menos.

O álcool não satisfaz como alimento e não é muito nutritivo — você só pensa que ele é tudo isso depois de ter começado a beber.

4 Cuide dos seus rins

Os rins digerem os líquidos. São eles que fazem o trabalho pesado durante e depois da sua "noitada". Eles também mantêm em constante vigilância o equilíbrio de pH (potencial hidrogeniônico — ácido/alcalino) do seu corpo, o que ajuda a prevenir a acidez estomacal nauseante que geralmente resulta do abuso de substâncias tóxicas.

O álcool é diurético, o que significa que ele encoraja os seus rins a digerir e deixar passar muito mais líquido do que normalmente. O álcool também lhe dá muita acidez no estômago, o que todos sabemos que leva à indigestão.

Você precisa beber muita água e comer ou beber tudo o que seja bom para os rins, para mantê-los tonificados e prontos para toda a atividade que virá pela frente:

- **Suco de groselha-preta** — revigora sem ser estimulante!

- **Suco de mirtilo** — mantém o sistema circulatório revigorado e bem-disposto.

- **Aipo e aspargo** — para fazer você reagir bem.

- **Bananas** — contêm potássio, que ajuda a digerir os líquidos.

Inclua no mínimo um desses itens em cada refeição, para reagir à baixa de energia no corpo.

5 Preocupe-se com o seu fígado

Os efeitos internos decorrentes dos seus abusos são graves — o álcool intoxica o organismo e, uma vez que o fígado é o órgão que digere o álcool, ele portanto é o maior prejudicado. Se ele se sobrecarregar por falta de cuidados, irá reagir produzindo uma toxina que causa a dor de cabeça.

Mantenha o seu fígado limpo, revigorado e fortalecido o tempo todo e ele vai cuidar de você nos seus momentos mais sombrios por causa da bebida. Tome alguns tonificantes:

- **Suco de beterraba ou beterraba crua** — um tônico para o fígado.

- **Uvas escuras, cachos grandes** — contêm muito líquido e antioxidantes.

- **Alho cru ou cápsulas de alho** (as sem odor são as melhores) — purificam e fortalecem.

- **Cenoura crua e suco de cenoura** — tonificam e purificam.

- **Chá de erva-doce** — purificante e estimulante.

- **Chá de dente-de-leão** — tônico e purificante do fígado.

Todos esses itens devem fazer parte da sua alimentação nos dias que precederem uma noitada. Consumi-los regularmente antes de ingerir bebidas alcoólicas ajuda você a se proteger totalmente das conseqüências — e não tenha dúvida de que no fim da noite você realmente se sairá bem.

6 Um refogado para ficar sóbrio

As suas refeições devem ter bastante alimentos antioxidantes, que protegem a sua saúde e aumentam as suas forças. Consuma-os antes de beber e sinta os benefícios da proteção que eles conferem. Todos os alimentos desta receita fortificam, purificam e protegem o organismo, ou simplesmente têm um alto teor de antioxidantes, o que torna a sua recuperação mais rápida e eficaz.

Refogado fortificante

2 colheres (de sopa) de azeite de oliva

1/2 cebola roxa bem picada

1 dente de alho amassado

1 colher (de chá) de mel

1 colher (de sopa) de xerez

1 colher (de sopa) de molho inglês

2 ou 3 floretes de brócolis em pedaços pequenos

1 cenoura grande bem picada

1/4 de um repolho roxo pequeno aos pedaços

1 filé de salmão grelhado e lascado

arroz integral, cozido e aquecido

Aqueça o azeite numa panela ou *wok*. Acrescente a cebola e o alho e refogue até dourar. À parte, misture o mel, o xerez e o molho inglês e reserve. À cebola e ao alho refogados, acrescente os vegetais e refogue até que estejam macios. Acrescente as lascas de salmão, o molho reservado e mantenha no fogo, mexendo de vez em quando.

Retire do fogo e sirva com o arroz integral. Tempere a gosto, embora o molho já seja bem forte e saboroso.

Sinta o seu corpo ficar pronto para a luta.

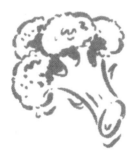

7 Chá para um

O chá verde tem um elevado teor de flavonóides, os quais geralmente são considerados como antioxidantes, antibacterianos, antiinflamatórios e bons para a saúde em todos os sentidos. Quanto mais flavonóides você incluir na sua alimentação, maior será o bem que estará fazendo ao seu corpo.

Beber um chá verde com alto teor de flavonóides é a melhor coisa. Os chás verdes de jasmim e oolong são muito bons e também os chás pretos normais seguem os padrões destes últimos em termos de flavonóides. Todos esses chás, consumidos com moderação, irão aumentar a capacidade do seu corpo se defender quando você declarar guerra à ressaca.

Diminua o teor de cafeína e/ou de estimulante mergulhando o chá rapidamente em água quente. Jogue fora a primeira "infusão" e depois acrescente mais água fervente.

Beba uma boa xícara de chá por dia e sinta-se protegido.

8 Vitamina B em ação

Tudo indica que a vitamina do complexo B pode salvá-lo da pior ressaca. Essa vitamina tem a capacidade de diminuir o seu gosto pelo álcool, proteger o corpo de poluentes e de venenos em geral, além de proteger o fígado.

Tome 100 mg de vitamina B antes, durante e depois de ingerir álcool e tudo acabará bem. Você realmente precisará repetir a dose nesses intervalos, uma vez que o álcool destrói a vitamina. Caso se esqueça, ou tenha ficado embriagado demais para se lembrar, então tome a mesma dose no dia seguinte — de manhã (se estiver de pé antes do meio-dia), ao meio-dia e à noite.

A vitamina B15, caso consiga encontrá-la no seu fornecedor, tem as seguintes propriedades:

♦ **É solúvel em água** — o que é bom, porque você estará bebendo uma grande quantidade de água.

♦ **Reduz o seu desejo por álcool** — portanto tome-a antes de começar a beber.

♦ **Protege o fígado contra a cirrose** — tomara que não cheguemos a esse estágio, mas no mínimo ela deverá ajudar o seu fígado a se recuperar mais rápido.

9 Iogurte natural

"Detém a putrefação interna, contém um antibiótico natural e restabelece o equilíbrio."
Herbal Remedies and Home Comforts, JILL NICE

Consuma iogurte natural em grandes quantidades. Procure ingerir o máximo possível desse alimento antes de embarcar na sua jornada noturna, uma vez que ele irá revestir e proteger o seu estômago dos ataques dos ácidos. Também é indicado para ajudar na recuperação de diarréia — você não precisa correr ao banheiro! Também tem um elevado teor de *Lactobacillus acidophilus*, que regeneram a flora intestinal danificada pelo álcool.

Procure ingerir uma boa quantidade de iogurte antes da sua sessão alcoólica e poderá evitar as circunstâncias extremas já comentadas anteriormente.

10 Um protetor amargo

O cardo-mariano é uma planta que atinge até 2 metros de altura. Um ingrediente ativo encontrado nas sementes dessa planta, a silicristina, conhecida vulgarmente como Silymarin, parece ter um efeito fabuloso sobre o nosso fígado.

O cardo-mariano, também conhecido como cardo-de-santa-maria, fortalece e protege o fígado, o órgão encarregado de digerir todo o excesso de álcool do organismo, portanto procure ingerir a

ANTES — A Prevenção é Melhor do que a Cura

planta ou os seus sucedâneos antes, durante e depois da ocasião em que consumir bebidas alcoólicas, o que o deixará com um "superfígado", pronto para o que der e vier.

O fígado elimina toxinas, reduzindo a toxicidade do seu corpo. A sua preocupação em ter um superfígado ajudará você a:

♦ Purificar o fígado regularmente de maneira que esse órgão possa ter um desempenho o mais perfeito possível;

♦ Proteger o fígado dos efeitos nocivos do álcool;

♦ Impedir a sobrecarga do fígado e, assim, reduzir a sua ressaca.

Tome a dose recomendada de comprimidos ou de tintura durante 4 semanas antes de cometer os excessos alcoólicos. Se tiver cometido esses excessos de repente, então adote medidas emergenciais, ingerindo 1 colher (de chá) de tintura ou 2 comprimidos a cada 3 ou 4 horas no dia seguinte.

Nota:
Agradeço a David e Frances por esta recomendação, que foi experimentada no Ano-Novo de 2000/2001 e apresentou resultados formidáveis — uma dica importante, entretanto: o gosto do remédio é desagradável, portanto acrescente mel ou misture no chá.

11 Ginástica tonificante

Manter-se fisicamente em forma diminui o impacto da ressaca. Exercitar-se nos aparelhos de musculação não só desenvolve os músculos e tonifica a pele como também ajuda os seus órgãos internos. Quando eles estiverem funcionando no ponto máximo de eficiência você vai perceber que o intervalo entre o dano e a correção irá diminuir. O seu corpo vai requerer menos tempo para se recuperar, uma vez que tudo vai estar funcionando de maneira perfeitamente saudável — você estará funcionando a todo vapor e reagindo na velocidade máxima. Como resultado de preparar-se fisicamente com regularidade, os seus órgãos ficarão mais eficientes em digerir as toxinas alcoólicas.

A combinação de exercícios físicos regulares e o hábito de ingerir quantidades saudáveis de água para hidratar-se antes, durante e depois da ocasião em que consumir bebidas alcoólicas irá preparar o seu corpo para atingir o máximo de perfeição, tanto interna quanto externamente.

A boa preparação do corpo reduz a ressaca pela metade.

12 Alimente o seu fígado

Esta salada é um banquete para o seu fígado. Cada um dos ingredientes é tonificante, antioxidante, purificador ou digestivo. Também se trata de um prato delicioso, para qualquer ocasião.

Coma pouco ou muito, à vontade, mas não se esqueça de nenhum dos ingredientes!

1 cebola roxa picada, fatiada, em cubos ou em anéis

folhas de rúcula em grande quantidade

brotos de espinafre fresco

suco de 1 lima inteira

suco de 1 limão inteiro

1 cenoura grande, ou 2 pequenas, raladas

gengibre ralado para temperar

fatias de beterraba fresca ou em conserva

alho amassado, a gosto

azeite de oliva à vontade

pimenta-do-reino, a gosto

Misture tudo numa tigela grande e acompanhe com pedaços de pão integral fritos em azeite de oliva e vinagre balsâmico, ou com uma grande fatia de salmão grelhado disposta artisticamente no prato.

13 Fatos que desanimam

O álcool causa muitos danos à nossa saúde e alguns dos seus principais efeitos negativos são relacionados abaixo:

♦ O álcool custa caro;

♦ O álcool vicia;

♦ O álcool drena os nutrientes essenciais do corpo;

♦ O álcool causa problemas estomacais;

♦ O álcool pode levar à síndrome do intestino irritável;

♦ O álcool pode causar pressão alta;

♦ O álcool pode levar à desnutrição;

♦ O álcool pode deixar a pele seca e sem vida.

Portanto, depois da sua noitada, você poderá ficar com alguns dos sintomas acima, ou todos eles, assim como com a impressão desagradável de uma cabeça e um estômago que dão a sensação de ter diversos litros de azeite de oliva se agitando por dentro.

Quem sabe da próxima vez você beba uma dose a menos?

14 Lágrimas e mau humor

Uma das maiores conseqüências do álcool — e elas são muitas — é que ele acentua a instabilidade emocional. Se você estiver se sentindo deslocado no sentido emocional, assegure-se de não ficar deslocado no sentido alcoólico também.

Infelizmente, justo na ocasião em que pensamos que precisamos de uma dose — quando estamos aborrecidos ou tivemos uma discussão, ou quando alguém foi grosso com a gente — é exatamente a ocasião em que devemos evitar a bebida alcoólica e manter a cabeça fria.

Antes de entrar numa sessão de bebedeira, verifique a sua motivação. Você está bebendo para esquecer ou para afogar ressentimentos, ou porque está magoado ou aborrecido? Se a resposta for afirmativa, prefira as bebidas não-alcoólicas por enquanto. Você precisa manter a cabeça fria para poder esclarecer as coisas. Deixe a bebida alcoólica para quando estiver se sentindo mais positivo. Beba para comemorar ou se socializar, não para se lamentar ou fugir.

Portanto, chega de lágrimas: beba quando estiver feliz e pense quando estiver triste.

15 Desintoxicar por desintoxicar

Se o seu corpo estiver limpo internamente e não houver nada na lista de "coisas a fazer" em relação aos seus órgãos internos, se você estiver completamente hidratado e pronto para a luta, então a sua ressaca terá passagem livre pelo seu corpo. Concentre-se em limpar o seu corpo e o trabalho que aparecer parecerá leve para ele.

Nada ficará no seu caminho, tudo será resolvido e você poderá escapar da ressaca. Seguindo um programa completo de desintoxicação por 10-30 dias de alimentação saudável e de exercícios físicos, você deixará o seu corpo em pleno estado de saúde e forma física e equilíbrio.

Desintoxique-se regularmente e você poderá consumir algum álcool "por prazer".

16 Conheça os seus limites

Tomar uma bebida é ótimo. Conhecer os seus limites é ainda melhor, além de mais conveniente. As quantidades máximas de consumo de álcool por semana são:

14 unidades para as mulheres
21 unidades para os homens

Essas unidades devem ser tomadas durante o curso da semana, não de uma só vez. Beber em excesso é a maneira mais nociva de ingerir álcool — e não se engane, o nosso corpo nos informa disso.

Infelizmente, as coisas são piores para as mulheres. Os homens têm uma enzima que lhes permite digerir o álcool de maneira mais eficiente — portanto, é verdade que os homens podem beber mais do que as mulheres sem experimentar os mesmos efeitos.

Sob alguns aspectos, a vida não é nada justa...

17 Recheio de beleza

As células da pele só podem permanecer saudáveis, viçosas e revigoradas se houver um bom suprimento de água, que constitui a maior parte das células vivas do corpo. A nossa pele também precisa de água para que as células se regenerem. Beber álcool regularmente leva à desidratação tanto do corpo quanto da pele.

A pele desidratada tem uma aparência opaca, enrugada, cansada, pálida e pastosa.

Pense numa uva fresca, suave, macia e aveludada em comparação com uma uva passa: seca, velha e nodosa.

Que lhe parece?

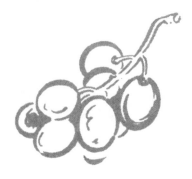

ANTES — A Prevenção é Melhor do que a Cura

18 Detenha o processo de envelhecimento

Beber álcool em excesso regularmente causa pressão nos vasos sangüíneos da face. A dilatação constante desses vasos tensiona a elastina e o colágeno da parede dos vasos, acabando por levar ao colapso. Isso irá se refletir na sua face.

A desidratação da pele causa ressecamento e ressalta ainda mais as rugas, ao mesmo tempo que as manchas escuras parecem mais escuras à medida que se tornam mais profundas no seu rosto.

O sangue vital da sua pele é a água, e o álcool drena a água da pele.

Junte todos esses fatos e verá nitidamente que o álcool acelera o processo de envelhecimento.

Beba menos e tenha sempre uma aparência maravilhosa.

19 Lute contra a flacidez

O álcool engorda... portanto, antes de sair para uma noite de bebedeira, pensar no seu estômago como cheio de ondulações será o bastante para afastá-lo da bebida! Eis alguns valores:

Champanhe	95 cal por copo (125 ml)
Vinho branco seco	83 cal por copo (125 ml)
Vinho tinto	86 cal por copo (125 ml)
Cerveja	80 cal por lata (300 ml)
Cerveja escura	165 cal por lata (300 ml)
Sidra	120 cal por lata (300 ml)
Gim, vodca, uísque e a maioria das bebidas destiladas	55 cal por dose (25 ml)

As medidas acima são oficiais de bar — bem distantes das quantidades normalmente consumidas quando nos servimos ao preparar os nossos drinques ou deixamos que os nossos anfitriões o façam. Antes de saber se ingeriu a sua cota diária recomendada de 2.000/2.500 calorias (mulheres/homens) sem ter tocado em nenhum alimento, pense que ainda há os salgadinhos da festa, o bife com fritas caseiro, o chocolate ou caldo quente com torradas à meia-noite...

20 O zimbro estimulante

O zimbro é um diurético. Ele tonifica o fígado, mantém saudável a circulação de líquidos e purifica a pele. O zimbro é positivo e estimulante porque ajuda a eliminar tudo o que há de nocivo do nosso corpo.

Experimente o chá de zimbro, os complementos alimentares à base de zimbro ou o óleo essencial de zimbro sobre a pele, no banho ou na massagem.

Experimente o zimbro e sinta-se com uma ótima disposição!

21 Ginseng estimulante

O ginseng é um extrato vegetal, um agente de cura em todos os sentidos e um remédio para tudo. Ele tem a capacidade de restaurar o equilíbrio corporal, rejuvenescer e fortalecer o organismo. Ele contém vitaminas, minerais e aminoácidos, e ainda equilibra o nível de açúcar no sangue. O ginseng pode se tomado como chá ou complemento alimentar, ou no mel como uma tintura. Ele:

- Fortalece o fígado.
- Protege o fígado.
- Ajuda a superar a sobrecarga tóxica.
- Elimina a tensão interior.
- Tonifica o fígado.
- Alimenta o corpo com vitaminas, minerais e aminoácidos.
- Mantém os níveis de açúcar no sangue.
- Estimula o sistema imunológico.

Portanto, esquente a chaleira e faça um bom chá de ginseng, ou tome um complemento alimentar à base de ginseng ou uma colher de tintura — que são fáceis de encontrar no comércio especializado.

Este, sim, é um gole delicioso!

ANTES — A Prevenção é Melhor do que a Cura

22 Echinacea todo dia

A echinacea é uma planta com a flor muito parecida com a da margarida, mas são suas raízes que têm propriedades benéficas para o seu sistema imunológico. Essa planta contribui para a resistência do corpo às doenças ou acelera a recuperação caso você adoeça — ou se embriague. Ela costuma ser ingerida como um remédio contra o resfriado ou como uma proteção contra resfriados e problemas de pele.

A echinacea pode ser consumida como uma medida preventiva ou para o tratamento de doenças. A prevenção sempre é melhor! Mas, depois que a doença estiver instalada, ela é igualmente eficaz.

Portanto, quando estiver exaurindo todas as suas forças, forçando o corpo até os seus limites e divertindo-se até cair — você vai precisar tomar echinacea para retornar à luta no dia seguinte.

23 Prepare-se para a manhã seguinte

Certifique-se de ter em casa uma porção de remédios para se recuperar. Para se preparar para a manhã seguinte, é preciso se dedicar a isso no dia anterior.

Encha a geladeira com alimentos que restaurem as forças, que fortaleçam o organismo, promovam o equilíbrio, a limpeza, a desintoxicação, a circulação e façam você se sentir bem:

Iogurte
Frutas frescas, como laranja, banana, abacaxi, cereja e ameixa
Mingau ou panqueca de aveia
Limão
Mel
Passas
Uvas
Chá de hortelã
Chá de erva-doce
Hortaliças frescas
Arroz integral
Batata assada inteira com casca
Peixes
Vitaminas
Água gasosa

Certifique-se de que não há nada que possa tentá-lo na direção dos seus velhos hábitos e tudo que o faça sentir-se como novo. Encher a sua casa de alimentos que são fáceis de comer e muito benéficos para a recuperação torna a cura da ressaca uma "moleza".

24 Não vomite — tome Nux Vom

O medicamento homeopático Nux Vom, cujo nome é bem apropriado, é usado para ajudar os viciados a rejeitar o desejo por álcool. Tomá-lo pode simplesmente reduzir o seu consumo de bebidas alcoólicas e, portanto, a sua ressaca.

Nux Vom ajuda a diminuir os efeitos da ressaca ao diminuir os danos causados pelo álcool no seu corpo. Ele reduz as dores de cabeça e a náusea, portanto tome esse medicamento e siga as instruções da bula.

Tome Nux Vom antes de beber e pode ser que não beba muito. Continue tomando o remédio pela manhã seguinte, até sentir-se 100 por cento bem outra vez.

Lembre-se de não tomar hortelã, menta ou cafeína quando usar medicamentos homeopáticos — caso contrário, eles simplesmente não farão efeito.

25 Imagine as conseqüências

O excesso de álcool, ou até mesmo apenas uma pequena quantidade dele, prejudica o seu discernimento, reduz as suas inibições e retarda a sua velocidade de resposta ou os seus reflexos. Você se sente mais audacioso do que deveria! Todos nós já vimos fotografias da noite anterior e ficamos pasmos com as coisas que fomos capazes de fazer...

Quando bebe, você pode fazer coisas ou tomar decisões com que normalmente — sobriamente — nem sequer sonharia. Não tome uma "decisão alcoólica", de que poderá se arrepender pelo resto da sua vida.

Não faça:

- Beber e dirigir;
- Sair de uma festa na companhia de um completo desconhecido;
- Ter relações sexuais com uma pessoa desconhecida;
- Começar uma briga;
- Contar a alguém um segredo que deveria permanecer um segredo.

Mas faça:

- Dançar sobre a mesa;
- Convidar alguém para sair — num outro dia;
- Cantar karaokê;
- Dançar a Dança da Galinha.

Procure se divertir, mas sem fazer nada de que possa vir a se arrepender mais tarde!

26 O segredo é estar preparado

Antes de sair de casa para uma noitada, coloque os seguintes itens próximo da sua cama:

♦ Uma garrafa grande de água, de uns 2 litros, com um copo grande.

♦ Uma tigela ou prato com fatias de laranja e kiwi.

...mais tarde você vai entender.

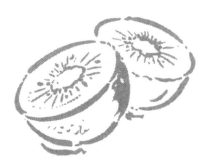

SEGUNDA PARTE

Durante

Mantenha a Cabeça Fria

DURANTE — Mantenha a Cabeça Fria

27 A origem de todos os males

Ao escolher o que vai beber, pense nos seguintes fatos bem conhecidos:

♦ Todo mundo sabe que o gim é deprimente ou sedativo.

♦ Nem todo mundo sabe que a quinina com água tônica é ainda mais depressiva.

♦ O que é ainda mais deprimente que isso é que o álcool é na verdade um depressivo.

Deprimente, não?

28 O fator bem-estar

Quando estamos bebendo, chegamos a um estágio gostoso, em que nos sentimos relaxados e contentes.

♦ O maior erro que cometemos é acreditar que, se continuarmos bebendo, ficaremos ***mais*** relaxados e ***ainda mais*** contentes.

Pare de beber quando se sentir bem e continue assim.

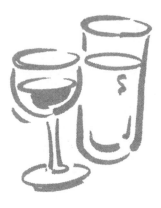

29 Pare quando já bebeu o suficiente

Qualquer um que tentar forçar você a beber depois que você tiver recusado a oferta dele não é um amigo. Não caia nessa mesma armadilha. Tentar fazer os seus amigos beberem mais um pouco quando eles tiverem declinado a sua oferta é uma atitude estúpida e irresponsável.

Ofereça e, se disserem não, ofereça uma alternativa não-alcoólica, caso queira lhes pagar uma bebida. Que lhe importa o que há dentro do copo deles?

Da mesma maneira, se você se sentir pouco à vontade para declinar uma oferta de bebida, simplesmente peça uma bebida não-alcoólica com um sorriso no rosto. Os seus amigos ficarão contentes do mesmo jeito.

30 Uma descarga de açúcar

Misturar açúcar com álcool — bebidas doces — acelera a absorção do álcool. Essas bebidas não parecem tão alcoólicas em razão do seu alto teor de açúcar, então você poderá estar na terceira garrafa antes de ter acabado a primeira.

Você simplesmente ficará embriagado, muito mais depressa.

A aparência de frescor, pela cor de frutas dessas bebidas, dá a impressão de serem mais saudáveis e excitantes, mas não há nada de saudável ou excitante no modo como você se sente depois de uma noitada com esse tipo de bebida.

Fique longe desses assim chamados *capetas*, *soft drinks,* energéticos ou batidas e caipirinhas de frutas que já venham misturados com álcool, ou de bebidas "leves" de cafeína misturadas com álcool. Essas bebidas parecem boas mas, no dia seguinte, o seu aspecto nem de longe terá o colorido delas.

31 Doce demais

As bebidas com alto teor de açúcar são produzidas deliberadamente para fazer você beber mais. Mas a descarga de energia que você sente ao aumentar os níveis de açúcar e glicose no seu sangue logo despenca abaixo do ponto em que você começou a sua noitada. Você vai querer outra bebida apenas para tentar manter a mesma energia.

Essas bebidas devem ser deixadas para os mais jovens — ou aparentemente jovens — que têm energia para dançar a noite inteira, queimar as calorias do açúcar e depois lembrar-se de beber grandes quantidades de água antes de desabar na cama.

Eu estou fora...

32 Pense antes de beber

Ao pedir ou aceitar o seu próximo drinque, pense no seguinte:

♦ O álcool apodrece o seu fígado;

♦ O álcool enfraquece o seu coração;

♦ O risco de desenvolver diversos tipos de câncer aumenta;

♦ O álcool pode levar à depressão clínica;

♦ Ele pode lhe causar a gota;

♦ Ele pode promover a osteoporose.

Você poderia passar dessa vez e simplesmente se divertir, reduzindo a sua provável ressaca para a metade.

33 Hidratar-se para se recuperar

Mantenha o seu nível de hidratação acompanhando toda dose de álcool com a mesma quantidade de água. Você pode até mesmo diluir a sua bebida ou cuidar para que a dose seguinte seja não-alcoólica. Se encontrar um meio de se assegurar de que a sua ingestão não seja totalmente alcoólica, irá agradecer na manhã seguinte com um sorriso luminoso. Experimente fazer o seguinte:

- Beba água antes de sair para uma noitada;

- Peça água para acompanhar o seu vinho;

- Beba goles alternados de água entre um gole e outro de bebida alcoólica;

- Peça uma mistura de refrigerante com a sua bebida alcoólica preferida;

- Aceite uma água gasosa com uma fatia de lima/limão ou laranja;

- Beba um drinque totalmente não-alcoólico e dê um tempo ao seu corpo para absorver o álcool já existente no seu organismo;

- Beba devagar;

- Encerre com água.

Termine com o corpo bem hidratado.

34 Finja

Se você se sentir pouco à vontade para não beber ou não quer que as pessoas saibam que não está bebendo, então pode fingir. Os garçons e balconistas acostumados a lidar com todos os tipos de questões alcoólicas são muito bons em não entregar o jogo. Lembre-se:

- Uma água gasosa com gelo e limão num copo apropriado pode parecer um copo de gim ou vodca e tônica.
- Peça cerveja sem álcool ou uma cerveja "leve", em lugar dos tipos mais pesados. Todas têm a mesma aparência.
- Beba drinques longos: eles têm álcool, mas uma quantidade duas vezes maior da mistura, e acrescente mais a mistura enquanto beber, não mais álcool.
- Substitua o gim ou a vodca por água tônica, o rum por coca-cola, o uísque por soda, a vodca por suco de uma fruta e a tequila por suco de lima.

Ninguém precisa ficar sabendo.

35 Relaxe e sinta os efeitos...

É provável que até mesmo quando você pensa que já bebeu o bastante ainda haja álcool suficiente no seu organismo para causar dano suficiente e que ainda não tenha dado tempo para você sentir os efeitos.

Se você estiver se sentindo bem e jovial, peça um refrigerante ou pule a dose seguinte.

Espere que o álcool no seu organismo faça efeito. Se você estiver bebendo muito rapidamente, vai aos poucos ficando mais e mais embriagado, sem perceber que já atingiu a sua meta. Se estiver bebendo devagar, então sinta os efeitos e não desperdice mais o seu rico dinheirinho.

36 Beber requer muito trabalho

Pense em quanto você tem de trabalhar para pagar a sua noitada fora de casa.

Dependendo de onde você mora (ou de onde você bebe) o custo da sua sessão pode variar. Onde quer que você esteja — reserve um tempo para pensar em quanto lhe custa pagar pelo que bebe.

Um copo no almoço, aperitivos antes do jantar, uma garrafa de vinho com uma refeição e uma para viagem, tudo somado, poderia equivaler a um dia inteiro de trabalho.

37 Mantendo um ponto de vista equilibrado

O nosso corpo é muito esperto, mais esperto do que muitos de nós. Ele sabe quando as coisas estão desequilibradas e dá sinais disso.

- Linfonodos moles por causa da digestão de um excesso de detritos

  Olhos empapuçados e cansaço

- Pele um pouco abatida por causa da desidratação

  Erupções e manchas na pele, que fica congestionada e mostrando sinais de celulite

- Rins desgastados por causa dos líquidos a mais no corpo

  Urina escura e malcheirosa

- Intestinos desequilibrados, excesso de acidez

  Gases e flatulência

- Fígado não muito disposto, trabalhando em excesso, digerindo álcool e protegendo você

  Mau hálito, língua seca e rugosa, inchaço, enjôo e indigestão

Beber álcool em excesso sem dúvida nenhuma desequilibra o seu organismo.

38 O álcool desequilibra tanto porque...

Ele faz você se isolar e:

- Estragar as suas roupas;
- Arrastar os pés;
- Ter as mãos sujas;
- Perder a sua dignidade;
- Humilhar-se;
- Ter de explicar a todo mundo por que você está com um olho roxo.

E, basicamente, não parecer muito atraente...

Portanto, beba de maneira equilibrada para não perder o equilíbrio.

39 Quanto mais escura a mistura, pior para você

Uma crença comum é de que a cor da sua bebida preferida denota o dano que ela produzirá no seu corpo. Quanto mais escura a bebida, mais prejudicial... é o que afirma essa teoria.

♦ Prefira vodca, gim, vinho branco ou qualquer outra bebida transparente e clara, limpa e fresca. Com esse tipo de bebida você se sentirá melhor.

♦ Qualquer bebida escura, misteriosa, com o aspecto de um xarope e cheia de tanino deixará você com algo negativo de que irá se lembrar depois.

Experimente não misturar bebidas. Fique apenas num tipo, para que o seu corpo possa digerir o álcool de maneira mais eficiente. Digerir diversos tipos de álcool e misturadores é mais difícil do que digerir uma grande quantidade do mesmo tipo.

40 Flavonóides e polifenóis

Os flavonóides e polifenóis são antioxidantes. Existem muitos tipos de flavonóides e cada alimento que contém flavonóides provavelmente apresenta 30 ou 40 deles — então, quando o alimento tem flavonóides, tem uma porção deles.

Muitas pesquisas ainda precisam ser feitas sobre os flavonóides, mas até o momento esses elementos são considerados incrivelmente bons para a saúde. Eles são:

♦ antioxidantes;

♦ antiinflamatórios;

♦ antiviróticos;

♦ diminuem a incidência de doença cardíaca;

♦ diminuem a incidência de derrames...

para citar apenas alguns dos seus benefícios.

Os flavonóides podem ser encontrados na groselha-preta, no mirtilo, na cereja, na uva rosada, no chá, na maçã, na cebola e no **vinho tinto**.

Portanto, faça um teste — peça um vinho tinto bem encorpado e veja como se sente no dia seguinte.

41 Beba pensando no dia seguinte

Você pode realmente contribuir para o seu processo de recuperação enquanto estiver bebendo. Beber coquetéis ou batidas à base de frutas assegura que você receba todas as vitaminas, antioxidantes e a alcalinidade de que precisa para se recuperar enquanto ainda está bebendo...

Coquetel	*Benefícios dos ingredientes*
Honey Vodka	
Vodca polonesa com mel	
Mel	acelera a expulsão de álcool
Suco de limão	forma alcalinidade para proteger o seu estômago
Angostura Bitters	digestivo de ervas, natural
Kiwi Daiquiri	
Havana Club	
Kiwi fresco	alto teor de vitamina C
Açúcar	
Cranberry Martini	
Vodca com mirtilo	alto teor de vitamina e líquidos
Mirtilo fresco	protege contra o desequilíbrio intestinal

Pineapple Breeze

Vodca com abacaxi	proteção, equilíbrio, vitamina C
Suco de mirtilo	ajuda a digestão
Suco de abacaxi	

Zander Breezer

Mount Gay Rum	
Midori	
Manga fresca	vitamina E, vitamina C e antioxidante
Melão batido	antioxidante
Kiwi fresco batido	vitamina C
Água gasosa	líquido, hidratante

Experimente e veja se o segredo da cura da ressaca está mesmo na bebida. Prove a receita e depois comente...

Coquetéis: cortesia de Grant Collins, gerente do Zander Bar, Londres

TERCEIRA PARTE

Depois

Nunca Mais

42 Livre-se do que não lhe interessa

Antes de sair para a sua noitada, você deve ter colocado uma garrafa de água ao lado da cama com algumas fatias de frutas, certo? Bom.

Se tiver bebido, o seu sono será intranqüilo e você vai precisar ir ao banheiro algumas vezes.

Toda vez que for ao banheiro, tome oito grandes goles de água e coma umas três fatias de frutas antes de voltar para a cama. Permaneça sentado enquanto conta até dez e depois se deite e tente dormir.

A água reidrata o seu corpo a cada vez que você diminui os seus fluidos essenciais. As frutas bombeiam no seu organismo, a intervalos regulares, antioxidantes protetores e vitamina C para a sua recuperação. Sentar-se na cama enquanto conta até dez ajuda a digestão e impede o refluxo. *Argh!*

43 Abra a geladeira

A primeira coisa que você deve fazer pela manhã, ou talvez não tanto a "primeira coisa", é se alimentar. Escolher um saudável desjejum pode não ser a sua primeira escolha, mas é verdadeiramente o caminho mais rápido para a sua recuperação.

Sirva-se de tudo o que você já havia estocado na geladeira durante o período de preparação — veja a página 40.

Iogurte	— proteção e equilíbrio
Frutas frescas, como laranja, banana, abacaxi, cereja e ameixa	— muita vitamina, antioxidantes, líquidos e nutrientes
Mingau ou panqueca de aveia	— absorção e equilíbrio
Limão	— formação de alcalinidade
Mel	— aceleração da eliminação do álcool
Chá de hortelã	— melhora a digestão e é calmante
Chá de erva-doce	— purificação
Hortaliças frescas	— antioxidantes
Arroz integral	— absorção e limpeza, antiacidez
Pão integral	— absorção, estímulo dos movimentos peristálticos
Batata assada inteira	— absorção e volume
Peixes	— aumento da saúde cardíaca
Vitaminas	— proteção e nutrição
Água gasosa	— oxigenação e hidratação

44 Evite as gorduras

Por maior que seja a tentação para recorrer às frituras, simplesmente resista. Coma mais frutas secas e amêndoas se precisar mordiscar, mas evite as gorduras. Pense na gordura, no óleo e na banha se agitando dentro de você em comparação com a aveia, as amêndoas e as frutas secas, que são absorventes.

Imagine a fritura grudando e derretendo por dentro do seu estômago e por todo o seu corpo — mais ou menos como num filme de terror de quinta categoria. As frituras deveriam vir com um rótulo em que se lesse: "pesado, grudento e inerte".

Ovos — não são tão ruins; apenas não os frite, mas faça-os cozidos ou *pochés*.

Bacon — formador de ácidos, que fazem o estômago fermentar.

Pão — absorvente, integral: tudo bem.

Frios — mais ácidos quando misturados, e gordurosos também.

Batatas fritas — fritura; engordam e são gordurosas.

Fritada de carne com couve picada — batatas, verduras e um pouco de óleo — não tão ruim, mas não muito bom.

Chocolates, massas, bolinhos, bolos — alto teor de açúcar, portanto pouco interessante.

45 Consuma menta fresca

Não beba chá ou café — a sua infusão de recuperação deve ser à base de ervas. Isso não só irá refrescar o hálito do "dia seguinte", como também lhe dará um vigor renovado — a menta, como a hortelã, é um revigorante natural.

A cafeína simplesmente aumenta a sua perda de água em razão das suas propriedades diuréticas. Beba chá de menta ou de hortelã, reidrate-se um pouco mais e acalme a digestão efervescente.

Se você não gosta da idéia de tomar um chá de hortelã ou menta, pode usar óleos essenciais dessas ervas, esfregando ou massageando a região do estômago. Misturados com um óleo de base ou leite para dispersar o óleo, eles irão aliviar a sua perturbação digestiva.

Não é por coincidência que todo medicamento para o estômago é temperado com menta.

46 Coma muita aveia

O mingau de aveia acalma o estômago e reduz a acidez. Além disso, ajuda a estabilizar os níveis de açúcar no sangue e absorver as toxinas.

Coma mingau de aveia no desjejum e acabe com o enjôo que costuma acompanhar o excesso alcoólico.

Sirva o mingau com pedaços de grapefruit por cima para purificar e vitalizar, e descubra uma receita regeneradora de baixas calorias. Você também pode misturar um pouco de mel ou fatias de banana. A banana melhora o humor e propicia uma lenta estimulação da energia, portanto você deve sentir-se melhor antes e por muito mais tempo.

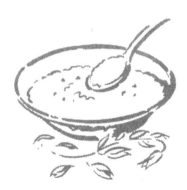

47 Mel, meu bem

O mel é considerado um grande candidato a se tornar o próprio elixir da vida. As descobertas de novos estudos têm revelado cada vez mais indícios das propriedades restauradoras do mel.

De acordo com a National Headache Foundation, dos Estados Unidos, uma fundação nacional para estudos sobre a dor de cabeça, o mel contém um açúcar chamado frutose que contribui ativamente para o metabolismo do álcool no corpo — acelerando assim todo o processo de recuperação.

Um grande caneco de água quente com uma colher (de chá) de mel na cama é a melhor coisa antes de dormir. Comece o processo mais cedo, se puder, mas se não for possível, na manhã seguinte será quase tão bom.

O mel também ajuda a equilibrar o organismo, o que significa que não há altos e baixos enquanto o corpo trabalha para se livrar do álcool ingerido. Quanto mais gradual o processo, menos terrível a dor de cabeça.

48 Essências florais

Tome complementos alimentares da erva leite-de-galinha ou óleo de uma erva da família enoteráceas, como a boa-tarde, e veja o mundo através de lentes cor-de-rosa.

Ambos esses óleos contêm AGL (ácido gamalinoléico), que se converte em prostaglandina E-1 — que contribui para a melhora do humor. Infelizmente, esse estimulante pode ser destruído pelo consumo de álcool.

Tomar complementos regula as suas variações de humor, dando-lhe energia que ajuda a superar os momentos sombrios.

49 A força do aipo

O excesso de álcool torna o seu estômago altamente ácido, levando ao enjôo e à indisposição.

Bata o aipo no liquidificador e beba o suco; como alternativa, simplesmente mastigue um talo de aipo. A alcalinidade do aipo equilibra a acidez do conteúdo do seu estômago — se aquele conseguir permanecer lá.

Simples, mas eficaz.

50 Acabe com a dor de cabeça

Um dos piores efeitos de uma ressaca é a dor de cabeça. Sentir-se como se alguém tivesse colocado a sua cabeça num torno e estivesse apertando cada vez mais dá sensação de enjôo, cegueira e puro sofrimento.

Invista em óleos essenciais de alecrim, hortelã e alfazema, e ponha uma gota em uma flanela ou guardanapo. Embrulhe com esse tecido um pacote de ervilhas congeladas e coloque sobre a testa enquanto se reclina. Deixe o pacote sobre a cabeça por um minuto e depois retire. Recoloque a intervalos de alguns minutos até que a dor de cabeça alivie o seu aperto e a dor diminua.

Em seguida, recongele o pacote de ervilhas, deixando-o pronto para a sua próxima comemoração!

51 Uma pílula amarga

Tomar Caladium, um medicamento homeopático derivado da planta taioba, 15 minutos antes ou depois das refeições no dia da sua possível ressaca ajuda a prevenir as circunstâncias extremas a que você se expôs. Tome o Caladium antes ou depois de cada refeição e termine o dia inteiro.

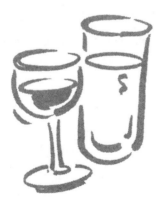

52 Energizador laranja

Bata no liquidificador:

> o suco e/ou a polpa de 3 cenouras
> o suco de 1 lima
> o suco de 1 limão
> um pouco de gengibre fresco ralado
> uma colherada de mel

- A cenoura é um antioxidante e ajuda a digestão.
- O limão e a lima equilibram a acidez.
- O gengibre é bom para o sistema digestivo com problemas.
- O mel metaboliza o álcool e mantém elevado o nível de açúcar no sangue.

Sinta o efeito.

53 Limão amigo

Fazer uma limonada caseira e fresquinha é fácil:

3 limões
1,2 litro de água
50 g de açúcar

Descasque os limões e coloque a casca, a água e o açúcar numa panela e leve ao fogo até ferver. Mexa até que o açúcar esteja todo dissolvido, então deixe ferver em fogo baixo por 5 minutos. Espere esfriar, e depois esprema o suco dos limões e misture com o caldo já frio. Sirva gelado ou à temperatura ambiente.

♦ Combate e reduz a acidez.

♦ É alcalinizante.

♦ Ajuda na digestão.

♦ Estimula a circulação.

♦ Protege e purifica o fígado.

54 Uma bebida quente esquenta a gente

Uma bebida reconfortante para dormir é boa de tomar antes de ir para a cama, mas, se não for possível, qualquer hora é hora. Misture:

Água quente, suco de limão, mel e algumas fatias de gengibre fresco.

♦ O gengibre neutraliza a acidez do estômago.

♦ O mel é terapêutico.

♦ O limão é alcalinizante.

♦ O gengibre é bom para o sistema digestivo.

55 Gengibre em gotas

O gengibre é um calmante maravilhoso, uma vez que tem propriedades digestivas e sedativas.

♦ Coloque um pouco de óleo essencial de gengibre num queimador para dinamizar o ar.

♦ Acrescente um pouco de raiz de gengibre fresca ralada na sua salada para ajudar a acalmar o estômago.

♦ Pingue algumas gotas de óleo essencial de gengibre na água do banho e elimine toda a melancolia — dilua o óleo primeiro em óleo de base ou leite, para dispersar suas propriedades.

♦ Ou, simplesmente, pingue um pouco do óleo num guardanapo e inale devagar e profundamente.

56 Biscoitos medicinais de carvão vegetal

Um antídoto contra a acidez, os biscoitos medicinais de carvão vegetal ajudam a prevenir os gases, a azia e os enjôos — experimente agora mesmo! Ou tome em comprimidos, com uma forma mais concentrada de carvão.

Não experimente o produto vendido para uso em churrascos — não é um carvão suficientemente refinado.

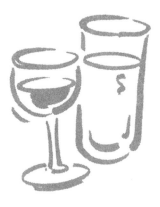

57 Gostinho estranho

O olmo-vermelho é ótimo para combater o efeito de ofuscamento mental decorrente do abuso de ingestão de álcool. As propriedades dessa planta medicinal são indicadas para reduzir a acidez da indigestão e para prevenir a diarréia. A planta pode ser ingerida como um complemento alimentar ou na forma de casca ralada.

Faça um bom chá, abafe e beba à vontade:

Misture um pouco do pó de olmo-vermelho com água até formar uma pasta. Acrescente água quente, mexendo sempre, até encher a xícara ou caneca. Para temperar, mexa com um pauzinho de canela, acrescentando mel para adoçar e/ou noz-moscada.

Se você tem algum problema para beber o chá durante o dia, deixe para a hora de dormir: pode também usar leite quente em vez de água para fazer uma agradável bebida e deixar que a cura se processe durante o sono.

Se essa idéia não lhe agradar por algum motivo, pode tomar o olmo-vermelho em forma de comprimido ou tintura. Lembre-se: por pior que seja o gosto, melhor será para você!

58 Flatulência nunca mais

Os itens a seguir previnem os imprevistos e desagradáveis "puns perfumados".

◆ **Limonada caseira** (veja a página 75) — beba à vontade para reduzir a acidez.

◆ **Limonada com cevada** — beba à vontade para ajudar a digestão.

◆ **Mingau de aveia** (veja a página 69) — fortificante para o desjejum, equilibra o açúcar no sangue e a acidez.

◆ **Leite de cabra ou iogurte** — para aliviar a flatulência, faça o seu mingau de aveia com esses produtos.

◆ **Cravo-da-índia** — coloque em água quente para obter um chá medicinal de cravo-da-índia, que reduz os gases e atua como analgésico.

◆ **Canela** — polvilhe um pouco sobre o mingau de aveia de leite de cabra, para reduzir a produção de gases.

◆ **Hortelã** (veja a página 68) — experimente o chá como um estimulante matinal e como um auxílio à digestão.

59 Bafo de onça

Acordar com a boca com gosto de papelão e com um odor tão agradável quanto as axilas de um camelo — se é que eles têm axilas — dá vontade de passar o dia em casa sozinho.

Recorra ao iogurte para melhorar: tome um pote de iogurte — natural, é claro —, o qual não só vai tratar a sua ressaca mas também eliminar o mau hálito. As enzimas do iogurte neutralizam o mau cheiro.

É incrível como uma coisa tão simples pode ser tão boa.

60 Reação gasosa para despertar a saúde

Se as bebidas gasosas em excesso na noite anterior lhe fizeram mal, experimente um pouco mais de bebida gasosa na manhã seguinte — só que dessa vez sem álcool, como a água gasosa. Beba um pouco e sinta as bolhas reoxigenando o seu sangue.

O sangue oxigenado relaxa o corpo e ajuda ainda mais o processo de recuperação.

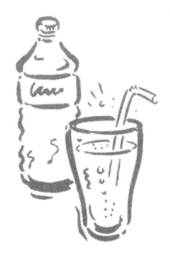

61 Gás puro

Se beber bolhas não for suficiente, você sempre pode procurar o produto em estado puro.

O oxigênio puro (veja a página 130) vai lhe trazer de volta à realidade. Com ele, você oxigena de verdade o seu sangue e fortalece o seu corpo. O ar normal contém 26 por cento de oxigênio. Ingerir o oxigênio de um cilindro ou máscara bombeia até 80 por cento do elemento puro no seu organismo.

♦ Procure uma clínica especializada ou posto de atendimento de saúde;

♦ Compre um cilindro de gás aromatizado com menta;

♦ Inscreva-se numa estação de condicionamento físico.

E respire melhor...

No caso de não querer ou não poder fazer algo assim de imediato, por que não se arrumar e sair para um passeio? Dê uma caminhada pelo campo ou pela praia, uma visita a um parque ou simplesmente sente-se num jardim por algum tempo. Respire devagar e bem fundo e sinta as suas células se reanimarem.

62 Ficar à toa

A ressaca deixa o seu corpo extenuado, especialmente órgãos como o coração, o fígado e o cérebro. É até mesmo possível ter um problema cardíaco ou de algum outro tipo ao se exercitar durante uma ressaca.

Mesmo sem fazer nenhum exercício físico, você já está bombeando cada gota de líquido para fora do corpo em razão do excesso de diuréticos no organismo. Os rins estão funcionando no limite e liberando mais água do que entra. Um trabalho físico envolvendo muito suor causa uma perda adicional de água e eletrólitos — ambos muito importantes para a sobrevivência e o funcionamento das células.

Assim sendo, considere-se livre para não fazer absolutamente nada — deite-se, relaxe, evite até pensar em fazer movimentos, distraia-se na frente da TV ou simplesmente fique absorto, olhando para o vazio.

Permaneça na cama ou, se estiver se sentindo com vontade de fazer alguma coisa, leia um livro ou manuseie o controle remoto... bem devagar.

63 Desjejum arrastado

Durante a ressaca é bom comer aos poucos. Como se você recebesse cartão verde para beliscar o dia inteiro. Comida demais faz você se sentir enjoado e de menos faz você ficar sonolento. Portanto, belisque o dia inteiro — cinco pequenas refeições ajudarão você a manter o nível de açúcar no sangue, beber água a cada hora permite controlar o seu nível de líquidos no corpo e uma soneca dá tempo ao seu corpo para se recuperar.

Escolha o que quiser para comer ou beber, desde que seja algo saudável e em porções que possam ser repetidas o tempo todo. Coma bastante hortaliças frescas, frutas, saladas, arroz integral, peixe grelhado ou carne branca, sementes, amêndoas e leguminosas. Você pode beliscar essas refeições ao longo do dia, mantendo o metabolismo estável e o organismo funcionando o tempo todo.

Ponha as toxinas para fora e deixe que a vida tome conta de você.

64 Não se agite demais

Se você realmente acha que precisa sair, vá com calma. Faça exatamente o que quer, mas procure fazer tudo bem devagar.

Os exercícios físicos são bons para o seu estado atual, mas não exagere. Não exija demais do seu corpo quando ele já está se esforçando para voltar ao normal.

Saia para uma caminhada relaxante, para estimular um pouco a circulação. Faça alguma atividade branda para purgar as toxinas: arrume a casa — especialmente se a ressaca for o resultado de ter recebido visitas — mas não trabalhe demais. Faça apenas o necessário para lhe dar um pouco de ânimo.

Quando o sangue estiver circulando normalmente, você poderá se recostar, apoiar os pés para cima e se recuperar em paz.

65 Leito de ervas

Depois de ter sobrevivido ao dia, você merece um bom banho relaxante de alfazema antes de ir para a cama, de preferência mais cedo. O banho de alfazema ajuda a controlar a desidratação e a tensão muscular, estimula o crescimento celular, equilibra o humor e relaxa o corpo em preparação para uma muito necessária noite de sono. A alfazema acalma, suaviza e restabelece o equilíbrio.

Portanto, encha a banheira, feche as janelas, aqueça o ambiente e borrife a sua mistura de alfazema sobre a superfície da água. Entre devagar na banheira e inale o aroma com inspirações profundas e uniformes. Apóie a cabeça numa almofada, caso queira realmente se agradar ao máximo, descarregue o resto do enjôo no banho e sinta os últimos vestígios da noite anterior desaparecerem no ar.

Nota:
Para usar óleos essenciais na água você deve misturar 5 gotas do seu óleo essencial de preferência em 1 colher (de sopa) de óleo de girassol, leite ou álcool puro (vodca serve), para que o produto se decomponha e se disperse melhor.

66 Creme suave de manga e melão

Escolha uma manga e um melão frescos — prefira uma variedade que tenha pouca água; melancia, nem pensar!

Se tiver processador de suco — bata tudo junto; se não, simplesmente fatie a manga e o melão e bata no liquidificador. Deixe diluir bem e, se precisar de mais líquido, acrescente um pouco de suco de maçã e/ou água.

A manga tem alto teor de betacaroteno e vitamina B3, ao passo que o melão tem muita vitamina B1, B2, B6 e betacaroteno. Ambas as frutas contribuem para a limpeza do organismo e aceleram a digestão — o que é excelente para se recuperar de uma ressaca.

67 Meditar para aliviar

Concentrar-se em si mesmo dá tempo ao seu corpo para se recuperar e se restaurar. Também acalma, esfria e recompõe, além de deter a febre interior que fica fermentando.

Sente-se ou deite-se confortavelmente num aposento em temperatura amena, as costas apoiadas e o pescoço relaxado. Volte as palmas das mãos para cima, descansando-as nas coxas ou na superfície de apoio nas laterais do corpo. Respire bem fundo pelo nariz (assim umedece e purifica o ar). Prenda a respiração enquanto conta mentalmente até quatro, depois abra a boca e solte o ar contando mentalmente até oito. Deixe que todos os pensamentos sobre a noite anterior passem pela sua mente e não se detenha em nenhum deles — simplesmente deixe-os passar.

Visualize os seus órgãos internos e os sistemas do organismo, um por um. Veja-os funcionando e bombeando os líquidos, e em seguida veja-os saudáveis e revigorados. Passe de uma parte do corpo para a seguinte, vendo-a funcionar e depois relaxar. Apenas deixe os pensamentos passarem pela sua cabeça até que todos os pontos passíveis de desequilíbrio tenham sido vistos funcionando e saudáveis outra vez.

Quando tudo estiver bem com a mente e o corpo, está na hora de você retornar ao mundo real outra vez — respire fundo e abra os olhos bem devagar. Você vai se sentir revigorado e recuperado. Obrigado, corpo!

68 O frescor do pepino

Se você tiver energia — possivelmente mais tarde durante o dia — poderá tentar alguns tratamentos de rejuvenescimento.

Você vai precisar de:

1/2 pepino
óleo essencial de hortelã
uma toalha de mão

Corte o pepino em fatias realmente finas. Encha uma tigela com água bem quente e acrescente 4 gotas de óleo essencial de hortelã.

Pegue a toalha de mão e embeba na água de hortelã. Torça a toalha de modo que não pingue mas que se mantenha quente e com o aroma de hortelã.

Enrole a toalha até formar uma almofada e deite-se de costas num sofá ou cama. Coloque a almofada embaixo da nuca, de modo que fique confortável e agradável. Disponha as fatias de pepino em cima de cada olho e espalhadas por todo o rosto e pescoço.

Permaneça na mesma posição, respire fundo algumas vezes e deixe que o calor impregnado de aroma de hortelã penetre o seu corpo, relaxando os seus músculos enquanto o pepino fresco elimina o inchaço da sua pele e a revigora e reanima.

69 Pulverizador de umidade

A sua pele foi agredida por dentro e por fora. Este delicioso bálsamo irá recuperá-la, deixando-a mais sadia e revigorada.

Você vai precisar de:

mel — de preferência orgânico e natural — contendo eucalipto ou algum outro extrato floral
suco de 1/2 lima
uma flanela ou pedaço de tecido de lençol ou fronha
fatias finas de pepino
óleo essencial de grapefruit

Misture 1 colher (de sopa) de mel com o suco da lima — acrescente-o gota a gota até obter uma mistura bem diluída, como de uma tinta.

Coloque a flanela em um pouco de água gelada, depois torça-a até liberar toda a água, enrole e coloque na geladeira por alguns instantes. Fatie o pepino.

Tire a flanela da geladeira e pingue algumas gotas do óleo essencial de grapefruit numa das faces do tecido.

Usando um espelho e os dedos ou um pincel, cubra o rosto com uma camada fina da mistura de mel com lima. Deixe um círculo ao redor da região dos olhos mas passe a mistura no pescoço.

Deite-se num local confortável e aplique a compressa gelada com gotas de óleo no alto da testa. Coloque as fatias de pepino sobre cada olho. Deixe por 15 minutos, depois enxágüe tudo com água morna e enxugue-se.

Em instantes a sua pele estará deliciosa.

70 Prazer floral para os pés

Se você tiver uma banheira própria para lavar os pés — ótimo. Se você for como eu, que os lava numa bacia — não é tão exótico, mas dá o mesmo resultado. Esta mistura de óleos foi criada para reanimar totalmente o corpo de uma pessoa com ressaca. Aplicada nos pés e nos pontos reflexos, ela alcança todas as partes da mente, do corpo e da alma.

Consiga o seguinte:

2 bacias (nas duas devem caber ambos os pés)
água quente e gelada
óleos essenciais de rosa, limão, hortelã e pinho
leite de cabra, de ovelha, de arroz ou de vaca
algumas pétalas de rosa — ou pétalas de quaisquer flores do seu jardim ou qualquer arranjo que lhe venha à mente; um punhado é suficiente, não vá destruir nem desnudar o seu jardim.

Encha uma bacia com água quente, o suficiente para a imersão dos seus pés dentro dela. Em 1 colher (de sopa) de leite, pingue 4 gotas de óleo essencial de rosa e 2 gotas cada de limão, hortelã e pinho. Torne a preparar a mesma mistura e coloque-a numa tigela pequena de óleo para usar depois como a sua mistura de massagem.

Espalhe as pétalas sobre a superfície da água. Encha a outra bacia com água gelada.

Coloque os pés na bacia de água quente com a mistura floral e relaxe por 5 minutos. Coloque os pés na água fria por apenas 1 minuto. Coloque os pés de volta na água quente mais 5 minutos e depois retire-os e enxugue-os.

Enquanto os seus pés ainda estiverem quentes, esfregue-os delicadamente com os dedos e remova toda pele seca entre os dedos, acima e ao redor dos tornozelos. Esfregue as solas dos pés e remova toda pele seca.

Usando a mistura de massagem, massageie todas as regiões dos pés em movimentos curtos e longos. Não se esqueça da região entre os dedos. Envolva os seus pés numa toalha aquecida e deite-se.

Você vai sentir o corpo revigorado, rejuvenescido, massageado e totalmente renovado.

71 Banho desintoxicante

Encha a banheira, acrescente alguns óleos essenciais e deixe que o seu corpo se depure de todas as toxinas.

Misture os seguintes óleos essenciais:

2 gotas de gengibre contra a acidez
2 gotas de alecrim para a limpeza
2 gotas de grapefruit para estimular
2 gotas de tangerina para encorajar as suas células cerebrais
2 colheres (de sopa) de óleo de girassol, vodca ou leite para dispersar

Encha a banheira, espalhe a mistura sobre a superfície e entre na água. Espere que as toxinas se dissolvam na água. Respire fundo várias vezes com a barriga e tente relaxar.

Ao sair do banho, seque toda a pele do corpo, de modo que os resíduos de óleo remanescentes penetrem na pele.

Agasalhe-se bem e vá direto para a cama.

72 O grande eliminador

Existem pontos reflexos ao redor do corpo que se relacionam com o corpo inteiro. Um deles, chamado o grande eliminador, está situado entre os dedos polegar e indicador das mãos.

Usando o polegar e o indicador da mão esquerda, esfregue o triângulo de carne macia entre o polegar e o indicador da mão direita. Comece devagar e massageando delicadamente a princípio — se estiver de ressaca, o ponto poderá estar um pouco dolorido. Continue a massagear por mais alguns instantes e depois relaxe. Repita até a dor desaparecer, então passe para a outra mão.

Elimine a dor massageando...

73 Isto nunca

A tentação de tomar comprimidos ou produtos químicos estimulantes quando você acorda sentindo-se mal é muito forte... mas *não faça isso*. Você está se sentindo mal por um motivo: envenenou o seu próprio corpo. Observe os sintomas e trate-os.

♦ Analgésicos são acidulantes e farão você sentir o seu estômago estufado.

♦ A cafeína lhe dá um estímulo momentâneo, mas em seguida você piora ainda mais.

♦ E todas as outras formas de estimulantes ou drogas são simplesmente nocivos — se não ilegais.

Não engane nem iluda o seu corpo: assegure-se de que a sua recuperação seja natural e nutritiva.

74 Recupere-se no conforto da sua casa

Seus intestinos estão agitados e as mudanças provocadas pelo álcool no ambiente podem causar a liberação de gases e fezes moles. Acho que você entende o que eu estou querendo dizer.

75 O doce aroma do sucesso

Uma boa maneira de manter as fezes sólidas é esfregar uma mistura de óleos essenciais de gerânio e gengibre sobre o baixo-ventre.

Misture 2 gotas de cada um desses óleos essenciais em 1 colher (de sopa) de azeite de oliva, óleo de semente de uva ou de amêndoa. Com essa mistura, massageie a região do estômago fazendo círculos no sentido horário.

Os óleos irão corrigir os eventuais desequilíbrios e deter a urgência de ir ao banheiro toda hora.

76 Bola de cristal

Os cristais detêm muitas e muitas propriedades terapêuticas. Procure entre as suas jóias para ver se encontra alguma pedra para lhe devolver o seu brilho pessoal.

Cristal	Bom para
Ametista	Dor de cabeça
	Desintoxicação
	Desidratação
	Indigestão ácida
Turquesa	Vícios
	Diarréia
	Moderação
Rodonita	Primeiros socorros
	Resgate
	Sobriedade
Actinolita	Fígado
	Rins
	Desintoxicação
Turmalina	Fígado
	Rins
Opala Esverdeada	Rins
	Desintoxicação
Esmeralda	Dor de cabeça
	Desintoxicação

Procure no seu joalheiro de confiança e adorne-se de maneira adequada à recuperação.

77 Poção positiva

O óleo essencial de hortelã pode ser o seu salva-vidas. Ele:

- Põe em ordem a sua digestão ruidosa;
- Desperta o estômago;
- Desperta o fígado;
- É antiespasmódico — detém as contrações;
- Limpa a pele;
- Alivia a dor de cabeça;
- Desanuvia a cabeça;
- Alivia o seu enjôo.

Pela manhã, esfregue algumas gotas de óleo de hortelã misturado com o óleo de massagem — óleo de girassol ou de semente de uva, ou mesmo um óleo vegetal se você não tiver outro — nas têmporas e na barriga.

Pingue alguns respingos de óleo numa bacia de água quente, cubra a cabeça e a bacia com uma toalha e inale o vapor para retornar ao mundo dos vivos.

Uma opção, se essas sugestões lhe parecerem muito fortes, é pingar 5 gotas de óleo num lenço dobrado, recostar-se e inalar vagarosamente.

A menta sempre refresca!

78 O espetáculo deve continuar

Todos nós já fizemos isto pelo menos uma vez na vida: justo quando precisamos estar em ótimas condições, alertas, falantes e charmosos, inteligentes e perspicazes, descontraídos e atraentes... Jogamos tudo para o alto, saindo e farreando na noite anterior ao grande dia. Prepare a mistura de óleos essenciais indicada a seguir e guarde-a num lugar fresco e protegido da luz — exatamente onde você deveria estar agora!

> 5 gotas de grapefruit — refrescante e purificador
> 4 gotas de alecrim — equilibra e fortalece o fígado
> 2 gotas de cada de zimbro e de erva-doce — desintoxicantes em todos os sentidos

- Banhe-se com gotas dessa mistura.
- Limpe-se usando gotas da mistura na sua toalha.
- Misturada com água, borrife o quarto.
- Queime num queimador.
- Inale de uma bacia.
- Misture em 1 colher (de sopa) de óleo de massagem e esfregue a nuca e a região dos rins.
- Pingue uma gota na lâmpada — isso torna você "ligado"!
- Deixe cair um pouco no aquecedor — também "liga" você.
- Marque uma massagem e leve a sua mistura salvadora consigo.

Saia-se bem na sua reunião e deixe para tirar um cochilo depois.

79 Outro tônico para o fígado

Os óleos essenciais são extremamente eficazes na atuação sobre os órgãos internos sem que seja necessário submeter-se a uma cirurgia! Idealmente, depois de uma sessão de excessos, você gostaria de pegar o seu fígado, lavá-lo sob água corrente e devolvê-lo ao seu lugar revigorado e recuperado. Os óleos essenciais podem fazer isso por você:

Pingue, em 1 colher (de sopa) de óleo de amêndoa ou semente de uva, 2 gotas de cada um dos seguintes óleos essenciais: alfazema, olíbano, rosa e calêndula, e massageie as regiões do estômago e da caixa torácica.

Esses óleos ajudam a purificar o fígado de fora para dentro e vice-versa.

Curando a **RESSACA** Rapidinho

80 Para recuperar o cérebro

Muito bem, você está com uma ressaca dos infernos, certo? Simplesmente, alimente-se com tudo o que está recomendado nestas duas páginas, no momento indicado. Quando não estiver comendo você deverá estar descansando. No fim do dia, vá para a cama. Não faça mais nada e tudo ficará bem, eu prometo.

Desjejum — ao levantar — tanto faz de manhã ou à tarde:
Uma caneca grande de chá de hortelã.
E mais uma outra caneca.
Uma tigela grande de iogurte natural. Acrescente um punhado de castanhas ou amêndoas, além de cereais misturados e rodelas de banana. Coma devagar.

Meia hora mais tarde:
Um copo grande de água.

Lanche — 2 horas depois do desjejum:
Creme suave de manga e melão (veja a página 88).

Almoço — 2 horas depois do lanche:
Arroz integral, fatias de beterraba e cenoura ralada com uma lata inteira de atum em conserva. Tempere com azeite de oliva e o suco de um limão. Misture tudo e coma. Mastigue devagar e pare para respirar de vez em quando.

Meia hora mais tarde:
Uma caneca grande de chá de camomila.

Lanche — 2 horas depois do almoço:

Uma maçã, uma laranja e uma banana picadas, misturadas com 1 colher (de chá) de mel e um pote de iogurte.

Jantar — 3 horas depois do lanche:

Filé de salmão grelhado, batatas assadas ou cozidas, gengibre moído sobre o salmão e pimentão grelhado.

Antes de ir dormir ou na cama antes de adormecer:

Uma bebida quente: água fervente numa caneca, com 1 colher (de chá) de mel, uma fatia de gengibre e o suco de 1 limão.

Apague as luzes e entregue-se aos braços de Morfeu... zzzzzzzzzz

81 Equilibrador de chakras

Você já deve ter ouvido falar dos chakras; o que é quase certo é que os seus, no momento, estão desequilibrados. Os chakras são vórtices giratórios de energia do nosso corpo, segundo um antigo processo de cura indiano. A palavra "chakra" deriva da palavra "roda" no idioma sânscrito indiano. Quando esses centros giratórios de energia estão todos funcionando em conjunto estamos equilibrados e nos sentimos bem; quando os perturbamos — por exemplo pelo consumo excessivo de álcool — não nos sentimos assim tão bem.

Os principais chakras que são afetados pelos nossos abusos são o chakra raiz — referente ao fígado, rins e ao metabolismo, e se encontra entre as pernas — e o plexo solar, relativo às glândulas supra-renais e os níveis de açúcar no sangue, encontrado abaixo do osso esterno no peito.

Para recuperar o equilíbrio dos chakras, deite-se num lugar confortável, pouse uma das mãos sobre a virilha e a outra sobre o plexo solar e visualize as rodas girando num ritmo controlado e equilibrado. Concentre-se e veja se pode reequilibrar o seu fluxo de energia.

82 Delícias vespertinas

Relacionar-se intimamente com o seu parceiro é uma maneira natural de acelerar a sua recuperação. Fazer amor libera o "fator bem-estar" das endorfinas no corpo. As endorfinas também carregam um analgésico natural, que elimina a dor.

A ginástica na cama aumenta a circulação — o sangue vai para todas as regiões do seu corpo... Respirar fundo ajuda a oxigenar o sangue. O sangue circula para fora do seu cérebro latejante — reduzindo a dor de cabeça. A soneca depois da relação sexual relaxa e revigora.

Agora, faça tudo em segurança...

83 Banana, de novo

Este método foi testado e aprovado e foi sugerido por mais de um "pesquisador", e sempre com bons resultados, ao que parece.

A liberação lenta e gradual do açúcar da banana satisfaz o organismo e a doçura da fruta diminui os gases e alivia a diarréia; os açúcares estimulam a seratonina a melhorar o humor, ao passo que o potássio equilibra os fluidos e regula a pressão sangüínea. A sua energia aumenta. O mel expele o álcool e o leite/creme ou iogurte ajudam o seu estômago.

Pique tudo num processador ou liquidificador e beba devagar e suavemente...

   1 ou 2 bananas a gosto
   1 colher (de chá) de mel — mergulhe a colher em água fervente e o mel irá escorregar sem nenhum problema
   1 colher (de sopa) de creme de leite
   noz-moscada ralada

Bata tudo e depois acrescente leite aos poucos, para dar a consistência desejada. (Para uma versão com menos gordura, você pode usar iogurte em lugar do creme de leite.) Polvilhe com noz-moscada.

Este creme compensa, para o seu bem.

84 Diga "NÃO!" à cafeína

Tomar um cafezinho puro é simplesmente a pior coisa que você pode fazer a si mesmo nesse momento. Aquele líquido pegajoso escuro causará um atraso de dias no caminho da sua recuperação.

♦ O café é diurético, e faz você eliminar todos os líquidos que o seu corpo está tentando reter.

♦ O café lhe dá um estímulo energético momentâneo apenas para fazer você afundar ainda mais nas profundezas infernais da ressaca.

♦ Na melhor das hipóteses, o café impede a absorção de todas as vitaminas que você tentou ingerir, e na pior as elimina completamente.

Fique longe de café, chá, bebidas doces com cafeína, refrigerantes e estimulantes gaseificados.

Simplesmente diga Não!

85 Diga "NÃO!" aos remédios

A crença de que tomar uma aspirina pode afinar o sangue e apressar a saída do álcool do corpo é um conto da carochinha. Se é que o remédio faz alguma coisa, é piorar ainda mais a sua ressaca, uma vez que aumenta a proporção de álcool no sangue. Você se embebeda mais rápido ainda e os efeitos são mais terríveis.

Tomar analgésicos no dia seguinte ou até mesmo na cama antes de dormir também não ajuda você a melhorar. Muitos analgésicos na verdade são ácidos e atuam como irritantes do revestimento do estômago — já basta você estar ingerindo álcool, portanto não vá contribuir para piorar as coisas ainda mais!

Portanto, beba a água — só não engula o comprimido. Se você tiver mesmo de tomar alguma coisa, que seja solúvel em água e junto com um alimento — nunca de estômago vazio.

DEPOIS — Nunca Mais

86 Serviço de reparos

O álcool produz todos os tipos de danos, portanto procure fazer todos os tipos de reparos. Os antioxidantes são substâncias encontradas nos alimentos que estimulam as defesas do organismo. Eles reduzem os danos aos tecidos e limitam o crescimento de células danificadas. Sem os antioxidantes, os radicais livres podem causar efeitos indevidos e nocivos ao nosso corpo. Parece assustador.

Inclua o máximo possível de alimentos antioxidantes nos seus procedimentos de cura da ressaca, especialmente nas 12 horas subseqüentes. Escolha alguns da lista abaixo e coma-os. Os alimentos crus são melhores e os ligeiramente cozidos são bons.

Pimentão, tangerina, batata-doce, brócolis, cenoura, repolho (branco e roxo), alface e outras verduras, mirtilo, laranjas, chás, óleos e sementes de girassol, couve-de-bruxelas, couve-flor, abóboras, espinafre, tomate, agrião, maçã, damasco, groselha-preta, salsa, germe de trigo, fígado, ovos, abacate, carne de galinha, rins, sardinhas, cavala.

87 Poção antioxidante

O suco preparado conforme as instruções seguintes deve ser tomado depois de uma ocasião em que for ingerido álcool. Bata no liquidificador:

1 pé de alface-romana — Contém antioxidantes, vitamina C, ferro, propriedades digestivas e um poderoso tônico para o fígado.

1 florete grande de brócolis — Contém antioxidantes, vitamina C, vitamina B e ferro, além de ter um alto teor de minerais.

1 punhado grande de espinafre — Contém antioxidantes, vitamina C e E, além de ferro.

Fortaleça a capacidade do seu corpo de reagir e se recuperar depressa.

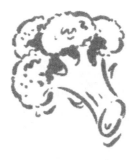

88 O estilo venezuelano

A Força Aérea venezuelana sem dúvida descobriu uma solução para os pilotos se recuperarem, em momentos de raros excessos!

Ingerir 1 colher (de sopa) de azeite de oliva antes de beber e uma goiaba depois.

A teoria é que o azeite protege o estômago do álcool e a goiaba tem um elevado teor de vitamina C. E ambos estão prontamente disponíveis no momento em que são necessários.

89 Poções peruanas

Viaje ao Peru, abuse da ingestão de álcool e lhe serão prescritos chá de unha-de-gato ou chá mate ou de folhas de coca — todos disponíveis em pílulas ou chás em farmácias ou lojas especializadas. Ambos têm a reputação de limpar e purificar, ao mesmo tempo que acalmam o estômago indisposto ou os enjôos.

Cure-se ao estilo inca.

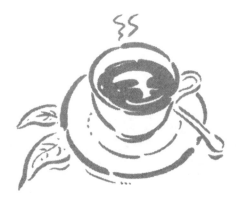

90 Ousadia holandesa

Engolir um arenque em conserva inteiro durante a sua ressaca é considerado o segredo da cura...

...principalmente se, depois, não restar mais nada dentro de você para causar nenhum incômodo ou desconforto.

Você também pode tirar a cabeça e os olhos, se preferir.

Agradeço ao Rob por esta dica — será?

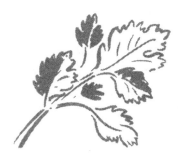

91 Solução australiana

Conhecidos pela sua capacidade de se embebedar, os australianos têm um lanche criado para resolver a questão.

2 ou 3 tomates picados
um pouco de pimenta-malagueta, sem sementes e picada
6 ovos
condimentos
um pouco de leite e iogurte
azeite de oliva
uma fatia de manteiga
abacate picado — maduro e fresco

Bata os ovos, tempere e acrescente um pouco de leite e um pouco de iogurte. Aqueça o azeite de oliva e a manteiga numa frigideira grande. Despeje os ovos batidos e frite ligeiramente. Acrescente o tomate e a pimenta, e dobre a omelete.

Quando a omelete estiver bem frita, você pode virá-la — no ar, se tiver coragem, ou com o auxílio de uma tampa de panela. Sirva acompanhada das fatias de abacate.

Inclui todos os nutrientes para levantar o seu moral. Tenha um bom dia, companheiro!

QUARTA PARTE

Beber para Rebater a Ressaca

Saúde!

92 Bebida efervescente — comece como pretende terminar

Comece a noite com champanhe e suco de laranja. Misture 1/4 de suco de laranja com 3/4 de champanhe. Acrescente uma pontinha de groselha e um pouco de suco de lima...

...e repita na manhã seguinte. Só não se esqueça de parar em um copo!

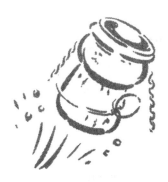

93 Aumente a sua energia

Dois coquetéis para manter você esperto. Escolha o que lhe parecer melhor e observe como funciona...

Estimulante
50 ml de vodca
suco de meia cenoura
suco de meia laranja
suco de uma maçã
gengibre fresco e ginseng

Misture a magia.

Energizante
50 ml de vodca
a polpa de 1 maracujá
fatia de melão
1 banana
fatia de abacaxi
guaraná em pó

Bata a poção.

Agradeço a Grant Collins, gerente do Zander Bar, em Londres.

94 Ostra ao estilo da Luisiana

50 ml de vodca
2 pontinhas de molho de pimenta picante
pimenta-do-reino moída
sirva num copo mergulhado em sal de aipo
guarneça com uma ostra fresca

Engula *isso* e a ressaca vai desaparecer na hora.

Agradeço a Grant Collins, gerente do Zander Bar, em Londres.

95 Bloody Mary

suco de 1/2 limão
um respingo de molho de pimenta picante, a gosto
um respingo de molho inglês a gosto
uma dose (50 ml) ou duas (100 ml) de vodca
suco de tomate, fresco ou embalado
um talo de aipo
sal marinho ou de aipo, a gosto
pimenta-do-reino moída, a gosto
cubos de gelo

Misture os primeiros quatro ingredientes, acrescente o suco de tomate para encorpar a gosto e tempere. Mexa bem com o talo de aipo e alimente a sua ressaca.

Comentam sobre uma versão mais forte que é igual à exposta acima, com a diferença de que se substitui o tomate por 50 ml de caldo de galinha ou de carne e o talo de aipo por uma tira de pepino. Interessante e vale a pena experimentar.

96 Irish Jig

Experimente um Black Velvet (ou Veludo Negro).
Consiste de 1/2 porção de cerveja Guinness e 1/2 porção de champanhe. Despeje a Guinness (ou outra cerveja preta forte) devagar, despeje o champanhe ainda mais lentamente e beba devagar.

Ferro, champanhe e um pouco de luxo.

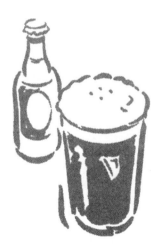

QUINTA PARTE

Se Você não Pode com Ela, Junte-se a Ela...

97 Deite, role e beba

Que delícia de tratamento! Simplesmente um pouco de vinhoterapia.

Hospede-se no hotel Les Sources de Caudalie, na França, e experimente alguns dos tratamentos oferecidos ali (veja a página 130). Os proprietários de Les Sources descobriram que os polifenóis extraídos da semente da uva podem ser transformados numa vasta e exótica série de tratamentos para a pele.

O polifenol é um antioxidante e é amplamente regenerador e restaurador — exatamente o que você precisa. Portanto, quer você o beba, use sobre o corpo, esfregue na pele, banhe-se com ele, role sobre ele ou se envolva nele — o vinho *pode* ser um ótimo tratamento de saúde! Considerado como muito bom para combater os sinais de envelhecimento, reduzir os efeitos da poluição e os danos causados pelo cigarro, não pode haver opção melhor que esse tratamento, num hotel onde você pode se exceder e se recuperar sem sair do lugar.

Estão à sua disposição:

♦ Banho de vinho tinto;

♦ Banho de barril;

♦ Untar-se de vinho com mel;

♦ Cobrir-se de uva merlot;

♦ Massagem de sauvignon;

- Drenagem linfática pela gavinha da uva;
- Esfregaço do corpo com uva cabernet amassada;
- Tratamento com vinho contra o envelhecimento;
- Tratamento da pele com vinho cru.

E você também pode:

- Tomar um banho de infusão quente com extrato de semente de uva;
- Cobrir-se de vinho bordeaux e mel e ficar secando devagar;
- Beber vinho com uma esplêndida vista panorâmica do interior francês;
- Caminhar por entre os vinhedos;
- Experimentar as infusões de vinho tinto e bebericar sucos de uva, e quando estiver mais do que satisfeito, poder sentar-se e deliciar-se com um banquete sem o perigo de ganhar um pneuzinho na cintura.

Talvez você me encontre na banheira vizinha à sua.

98 Motivo para comemorar?

Madame Bollinger tornou-se célebre por ter dado a seguinte resposta quando questionada sobre o seu hábito de beber champanhe:

> *"Eu bebo champanhe quando estou feliz e quando estou triste.*
> *Às vezes, bebo champanhe quando estou sozinha. Quando*
> *tenho companhia, considero obrigatório beber champanhe.*
> *Eu me divirto bebendo champanhe se não estou com fome e*
> *bebo quando estou. Fora isso, não toco no champanhe — a*
> *não ser que esteja com sede."*

Às vezes, é bom seguir o exemplo de alguém que entende do riscado.

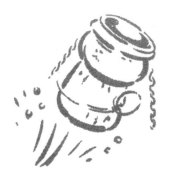

99 Rescue Remedy do dr. Bach

Os remédios florais de Bach são essências florais naturais preservadas em uma pequena porcentagem de conhaque. O Rescue Remedy contém os remédios mais comumente usados em um único frasco.

♦ **Star of Bethlehem**, contra o choque.

♦ **Rock Rose**, contra um grande medo e pânico.

♦ **Impatiens**, contra a tensão mental e física, quando o paciente não consegue relaxar e a mente está agitada e irritável.

♦ **Cherry Plum**, contra a perda do controle emocional, choro, gritos e comportamento histérico.

♦ **Clematis**, para os pacientes com a mente confusa, distantes e aqueles que se sentem abatidos.

Pingue algumas gotas do remédio na ponta da língua toda vez que sentir que precisa de socorro — e será socorrido.

E finalmente...

Só as pessoas perfeitamente saudáveis sofrem de ressaca — bem feito!

Onde Encontrar Tudo

Todos os complementos mencionados estão disponíveis em forma de comprimidos, tinturas ou pós, e podem ser encontrados nas farmácias e lojas de produtos naturais e até em alguns supermercados.

Verifique se o produto não contém fermento, talco e gelatina etc. Você deve exigir o produto puro — sem nenhum acréscimo de ingredientes desnecessários.

Os **óleos essenciais** podem ser encontrados em diversos pontos de vendas, como farmácias comuns e de manipulação, lojas de produtos naturais etc.

O **oxigênio** pode ser encontrado na maioria das farmácias, prontos-socorros e hospitais, e pode ser pedido também pela Internet. O oxigênio puro com aroma de hortelã em uma embalagem de carga para 5 minutos deve ser suficiente para atender às suas necessidades.

Les Sources de Caudalie fica em Bordeaux, França, e pode ser contatado para reservas pelo telefone 00 33 557 83 83 83, ou pelo site http://www.sources-caudalie.com

Os maravilhosos **coquetéis** mencionados neste livro podem ser encontrados no Zander Bar, em Victoria, Londres. Contato: 020 7378 3838

Índice Remissivo

acidez estomacal, 20, 71, 76
ácido gamalinolênico (AGL), 71
água, 18, 25, 34, 35, 43, 51, 53, 65, 108
álcool,
    alimentar-se antes, 19
    beber sozinho, 14
    benefícios do, 13, 48, 60
    como depressivo, 47
    como diurético, 17, 18
    consumo excessivo do, 13, 14, 17, 27, 37, 42, 57, 71
    custo do, 56
    efeitos do, 9, 17, 18, 20, 21, 27, 30, 31, 35, 47, 52, 55, 57, 58
    e o processo de envelhecimento, 35
    instabilidade emocional, 31, 52
    quantidades recomendadas de, 33

bebida efervescente, 117
Black Velvet (Veludo Negro), 121
Bloody Mary, 120

Caladium, 73
cardo-mariano, 26, 27
chá,
    camomila, 102
    cravo-da-índia, 80
    dente-de-leão, 21
    erva-doce, 21, 66
    ginseng, 38
    hortelã, 66, 68, 80, 102

jasmim verde, 24
mate de coca, 112
olmo-vermelho, 79
oolong, 24
unha-de-gato, 112
verde, 24
vinho tinto, 125
zimbro, 37

chakras, 104
contagem de calorias, 36
coquetéis, 61-2, 118
coração,
    efeitos do álcool sobre o, 52, 60, 84
creme suave de manga e melão, 88
cristais, 98

depressão, 52
desidratação, 17, 18, 34, 35, 68, 84, 87
diarréia, 26, 97, 98, 106
diuréticos, 17, 18, 20, 37, 68
dor de cabeça, 17, 70, 72, 98, 99

Echinacea, 39
Energizador laranja, 74
energizantes, 50, 51
exercícios físicos, 28, 84, 86

fígado,
    cuidados com o, 21, 25, 26, 27, 28, 37, 38, 75, 98, 99, 100, 101
    efeitos do álcool sobre o, 21, 52, 57, 84, 104
flatulência, 80, 97

gengibre, 76, 77
ginseng, 38
gota, 52

iogurte natural, 26

Lactobacillus acidophilus, 26
limonada, 75, 80

mel, 70, 74, 91, 106

Nux Vom, 41

óleos essenciais, 130
    alecrim, 94, 100
    alfazema, 87, 101
    calêndula, 101
    erva-doce, 100
    gengibre, 76, 94, 97
    gerânio, 97
    grapefruit, 91, 94, 100

ÍNDICE REMISSIVO

hortelã, 72, 90, 92, 99
limão, 92
olíbano, 101
pinho, 92
rosa, 92, 101
tangerina, 94
zimbro, 37, 100
olmo-vermelho, 79
osteoporose, 52
oxigênio, 83, 130

pele, 34, 35, 37, 57, 91, 99
potencial hidrogeniônico (pH), 20

remédios florais de Bach, 128
rins,
    cuidados com os, 20, 98, 100
    efeitos do álcool sobre os, 17, 20, 57, 84, 104

Silymarin, *veja* cardo-mariano
(Les) Sources de Caudalie, 125, 130

zimbro, 37

Sobre a Autora

Jane Scrivner inaugurou a sua British School of Complementary Therapy na Harley Street, um instituto dedicado ao ensino de terapias complementares, em Londres, em 1991. A instituição oferece cursos de meio expediente e tempo integral sobre uma vasta gama de terapias, incluindo massagem terapêutica, reflexologia e aromaterapia.

Jane Scrivner mora em Stratford-upon-Avon e em Londres. Regularmente, na mídia, saem artigos, entrevistas e reportagens sobre ela, e entre os seus livros já publicados destacam-se os mais vendidos *Detox Yourself* e *Total Detox*.